身边的科学 **真好玩**

冲吧! 厕所

You Wouldn't Want to Live Without
Toilets!

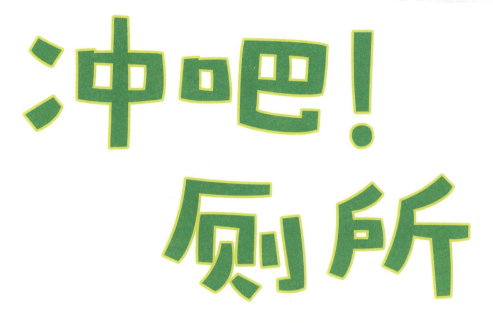

[英]菲奥娜·麦克唐纳　文

[英]大卫·安契姆　图

高　伟　李芝颖　译

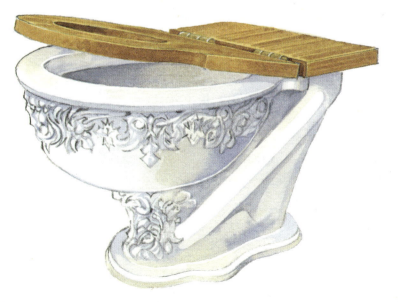

APTIME
时 代 出 版

时代出版传媒股份有限公司

安徽科学技术出版社

[皖] 版贸登记号：121414021

图书在版编目（CIP）数据

冲吧！厕所/（英）麦克唐纳文；（英）安契姆图；高伟，李芝颖译.--合肥：安徽科学技术出版社，2015.9（2024.1重印）

（身边的科学真好玩）
ISBN 978-7-5337-6783-9

Ⅰ.①冲… Ⅱ.①麦…②安…③高…④李…
Ⅲ.①卫生习惯-儿童读物②卫生间-儿童读物
Ⅳ.①R163-49②TU241-49

中国版本图书馆 CIP 数据核字（2015）第 213791 号

You Wouldn't Want to Live Without Toilets! @ The Salariya Book Company Limited 2015

The simplified Chinese translation rights arranged through Rightol Media（本书中文简体版权经由锐拓传媒取得 Email：copyright@rightol.com）

冲吧！厕所 　[英]菲奥娜·麦克唐纳 文 　[英]大卫·安契姆 图 　高伟 李芝颖 译

出 版 人：王筱文 　　选题策划：张 雯 　　责任编辑：张 雯
责任校对：沙 莹 　　责任印制：廖小青 　　封面设计：武 迪
出版发行：安徽科学技术出版社 　　http://www.ahstp.net
（合肥市政务文化新区翡翠路 1118 号出版传媒广场，邮编：230071）
电话：（0551）63533330
印 　　制：大厂回族自治县德诚印务有限公司 　　电话：（0316）8830011
（如发现印装质量问题，影响阅读，请与印刷厂商联系调换）

开本：787×1092　1/16 　　印张：2.5 　　字数：40 千
版次：2015 年 9 月第 1 版 　　印次：2024 年 1 月第 10 次印刷

ISBN 978-7-5337-6783-9 　　　　　　定价：28.00 元

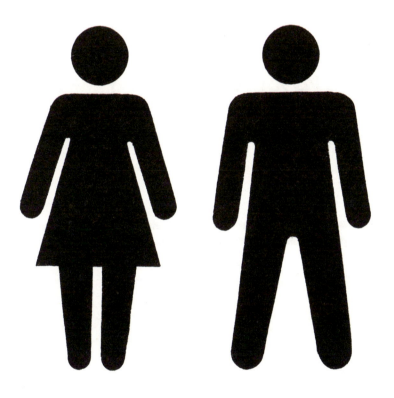

厕所大事年表

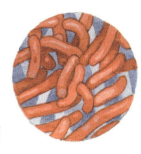

约公元前3000年

在苏格兰斯卡拉布雷的石头房子中就有单独作厕所的小房间,其地下还有排水设施。

约公元前200年

中国农民修建猪圈厕所。

约公元前2000年

埃及人使用装了沙的黏土罐子当厕所。在那以后的4000年里,很多地方的人都在使用罐子作室内厕所。

1596年

英国的约翰·哈灵顿爵士在他出版的作品中描述了自己发明的抽水马桶。

约公元前2600年

摩亨朱-达罗(位于今天的巴基斯坦)和附近城市有了石头池子厕所及下水道。

约公元500年

中国有了世界史上首次使用厕纸的记载。

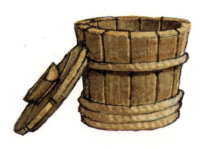

公元前400年—公元400年

罗马人建造了公共厕所以及巨大的地下排水道。

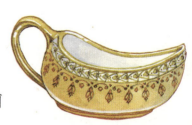

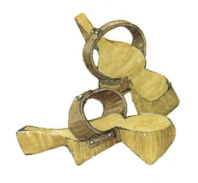

19世纪80年代

欧洲和美国的工厂大量生产既干净又价廉物美的抽水马桶。

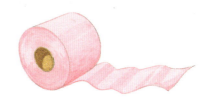

2011年

美国的比尔·盖茨夫妇基金会制订"厕所改造挑战赛"计划,旨在在世界范围内帮助提供更多的厕所,拯救更多的生命。

19世纪30年代

法国建造了第一批公共厕所。

公元1850—1900年

欧洲和美国的专业管道工设计出新的马桶、水箱以及冲洗装置。

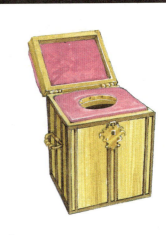

1775年

亚历山大·卡明斯发明"S"形存水弯道以阻止臭味散发。

1980年

日本发明可以自动冲洗的高科技"智能坐便器"。

冲厕所的过程是怎样的？

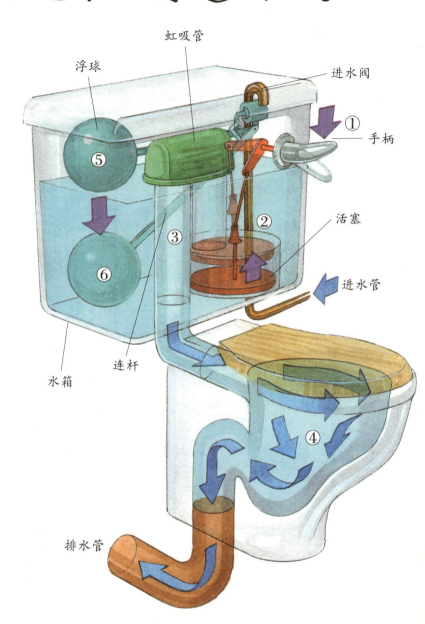

1. 按下手柄,拉出活塞。

2. 活塞上升时,将水推入虹吸管。

3. 水流过虹吸管(从一侧升上去,从另一侧降下来),流进马桶。

4. 水在马桶中旋转冲洗,将固态和液态废物混合在一起,冲入排废管道。

5. 由于水箱放空,浮球(浮在水面上)会下移。

6. 因为浮球下移,将连接进水阀的连杆向下推去,让水从进水管流进水箱。慢慢地,水箱再次注满水。

浮球
虹吸管
进水阀
手柄
①
②
活塞
③
⑤
⑥
进水管
连杆
水箱
④
排水管

现代虹吸式抽水马桶系统源于英国水管工乔治·詹宁斯1854年开发的一种设计。因为不浪费水,它成为100多年来英国唯一允许被使用的设计。

美国流行使用的是大排粪口虹吸马桶。便桶需要迅速冲入大量的水,这时,便桶底部的虹吸管会注满水,并将所有水和废物吸走。

作者简介

文字作者：

菲奥娜·麦克唐纳，曾在英格兰的剑桥大学和东英吉利大学学习历史。她在中学和大学都教授过成人教育课程，撰写过许多部历史题材的儿童读物。

插图画家：

大卫·安契姆，1958年出生于英格兰南部城市布莱顿。他曾就读于伊斯特本艺术学院，在广告界从业了15年，后成为全职艺术工作者。他为大量非小说类童书绘制过插图。

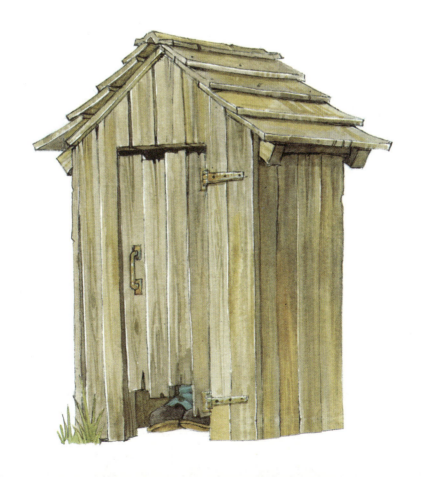

目　录

导 读

这东西形状奇特:是一个有洞的座位,还可能只是一个洞,只不过旁边带有搁脚板。它外表光滑,闪闪发亮,但又冷又硬。它通常为明亮的白色,尽管也有可能是不锈钢制成,或有着柔和的彩色外表。

我们都见过它,我们都用过它。它令我们舒适,也给我们方便,是保持洁净的必需品,也是进步的象征。如果没有它,城镇生活就无法正常进行,旅行也会变得艰难。它可能是这个世界上我们所见的最大的"救生员"。

但我们不大谈论它,此外,如果我们有它,通常也是让它待在隐秘处。它是什么? 对,你当然已经猜到了!它就是卑微的厕所,我们离不开的厕所!它可是拥有悠久而又奇妙的历史!

读下去,你会看到更多厕所趣闻。想一想! 没有厕所的生活会是什么样的?

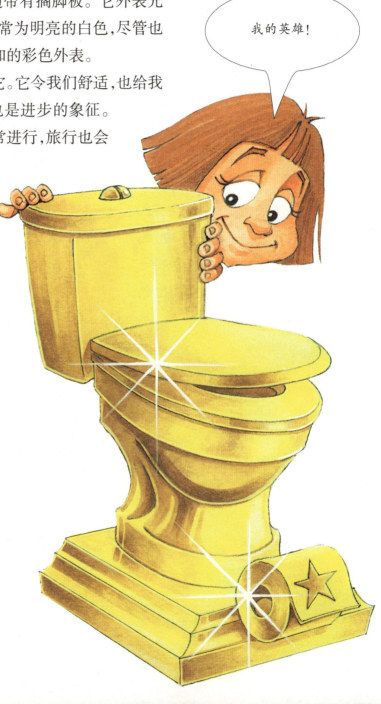

我的英雄!

1

没有厕所怎么办？

仅仅一年内，一个成人平均就要排泄600升尿液与160千克粪便（固体废物）。小孩子的排泄物相对少一些，因为个头儿小一些。世界总人口大约有70亿，人们会排泄数量庞大的尿液与粪便，它们都需要进行处理。大多数人是通过厕所冲走它们，可不幸的是，仍有20亿人身处贫穷或战乱纷飞的国家，他们没有厕所、自来水或是合适的下水道。当今在许多地方，如果盖房子时不建厕所是属于违法行为。而在20世纪之前，甚至连皇宫也没有厕所。那么，过去的人如厕后是如何保持干净，让自己舒服的呢？没有厕所时他们是怎么过的呢？

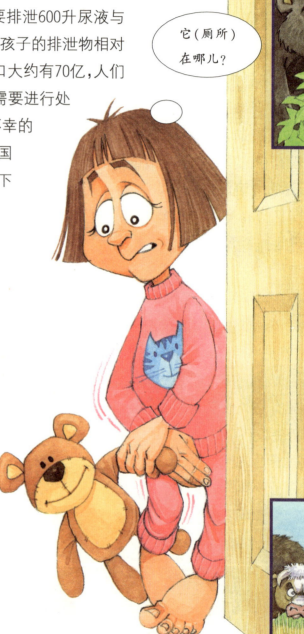

它（厕所）在哪儿？

2

过去，人们往往把任何地方都当作厕所，可在公共场所大小便并不总是那么安全、简单。

重要提示!

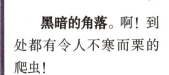

千万别在雪地里大小便! 早先北极探险者们在雪地里挖洞当厕所，可他们小便时，发现尿液立刻冻成了冰! 哎哟喂!

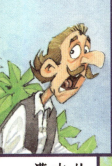

灌木丛后。这儿藏着什么? 你可能会发现臭臭的粪便，吓你一跳!

树下。掉下来的果子可能会砸晕你，吓得你裤子都掉下来!

黑暗的角落。啊! 到处都有令人不寒而栗的爬虫!

滚开，你这个下流家伙!

田野里。不是所有的农场动物都那么友好，要当心哟!

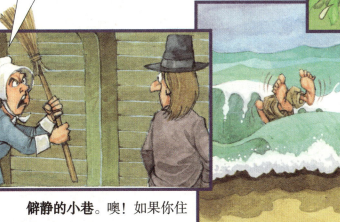

花园里。不! 花园应该是个香气扑鼻的地方!

僻静的小巷。噢! 如果你住在这儿，会有什么感觉?

大海里。汹涌的海浪可能会猛地拍倒你，把你带走，永远地!

3

你会发现大小便危害健康……

如果能回到过去,你很快就会发现没有厕所的生活是肮脏、充满恶臭而且危害健康的。许多危险的细菌藏在大小便中(统称污水),随时可能传染给大人、孩子,然而那时的人并不知道。到了1862年,法国科学家路易斯·巴斯德(Louis Pasteur)证实了这一点,人们才知道细菌会导致疾病。在这之前,人们只知道"臭气"(污水散发的难闻气味)会带来许多不同种类的疾病,因此他们并不明白污水是多么危险,尤其饮用水中如果混入污水,后果会更加严重。其结果就是,流行性传染病(疾病的大面积爆发)将死亡与恐惧蔓延至欧洲、亚洲以及美洲。

"杀手"霍乱

1854年的英国伦敦发生的事就是一个活生生的例子,证明受污染的水到底会产生什么影响。污水从成堆成堆的人类排泄物中流出,再流向深处的地下水中。

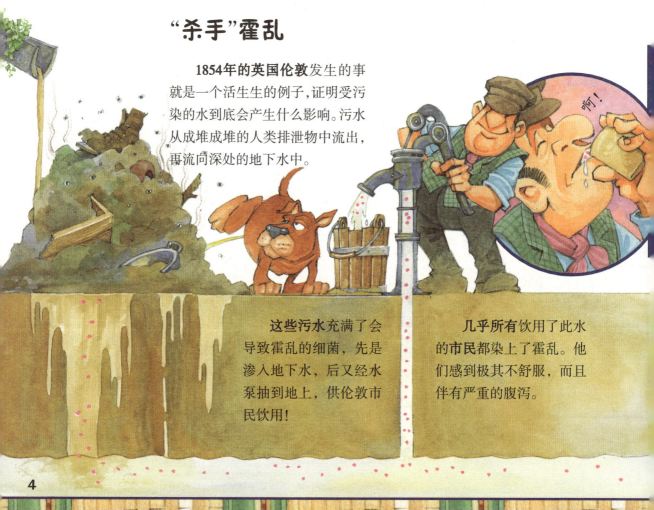

啊!

这些污水充满了会导致霍乱的细菌,先是渗入地下水,后又经水泵抽到地上,供伦敦市民饮用!

几乎所有饮用了此水的市民都染上了霍乱。他们感到极其不舒服,而且伴有严重的腹泻。

当心！苍蝇毫不挑"食"！它们就是这样传播疾病的。它们从厕所与废堆中吸取污水……

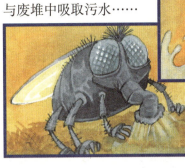

……然后，为了帮助自己消化，又将一部分污水吐到新鲜又干净的好食物上。噢！这太令人作呕了！

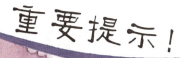

重要提示！

不要传播疾病！
·如果水很脏，使用前请煮沸它。
·永远记得便后洗手。
·永远记得盖住食物防蝇叮。

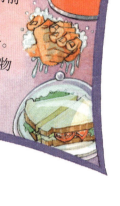

我现在感觉非常不好……

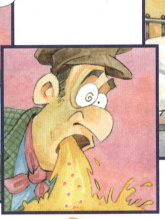

那些照顾病人的人通常也会被感染。

一滴水也能引发死亡。1855年，伦敦的一位医生约翰·斯诺提出霍乱是由脏水传播的。

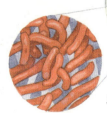

那些感染霍乱的人排泄后，大小便渗入土中，使地下水携带上更多致命的细菌。

霍乱使人死亡——而且速度惊人！成千上万的伦敦市民在染上霍乱后，短短几天就死掉了，医生们对此也无能为力。

霍乱弧菌细菌

斯诺是对的：仅仅一滴水就能携带几乎100万个霍乱细菌。

⋯⋯同时大小便也会危害环境

污水可以危害人类,也能危害野生动物。当大多数家庭居住在乡村,少量污水排放到农田中并不会产生太大的危害。事实上,一些农民犁田的时候,将污水犁到田中给庄稼施肥,供庄稼生长。只要人们吃之前将农产品彻底洗净或煮熟,那样做就没什么危险。

政界要人本杰明·迪斯雷利号召人们采取行动结束这"恶臭熏天"。

恶臭熏天。1858年,泰晤士河中的污水散发出十分难闻的气味,以致许多伦敦居民都逃离了市区。工程师约瑟夫·巴泽尔杰特建造了巨大的新型地下水管道,将污水安全排出城市。

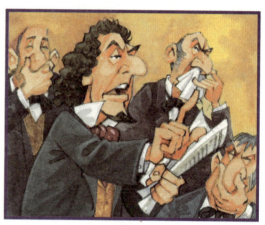

仅用了 8 年时间,工程师乔瑟夫·巴泽尔杰特(1819—1891)就修建了一条长达 160 千米的地下管道,将污水安全地排出伦敦。

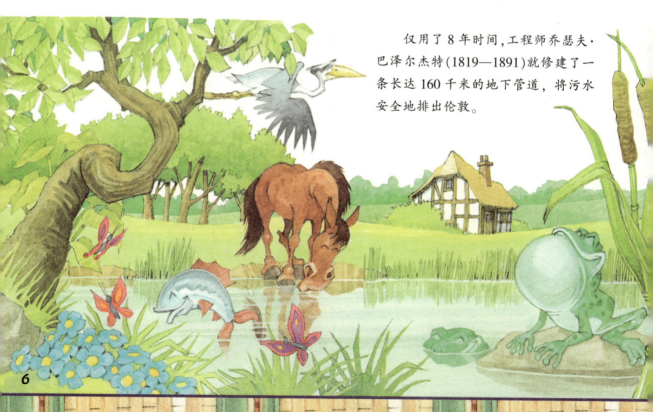

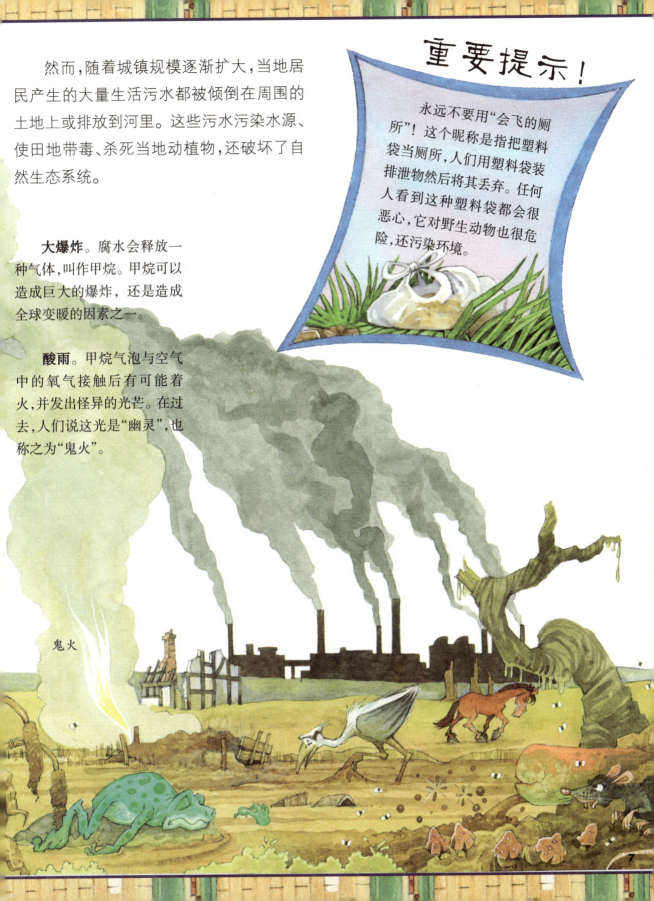

然而,随着城镇规模逐渐扩大,当地居民产生的大量生活污水都被倾倒在周围的土地上或排放到河里。这些污水污染水源、使田地带毒、杀死当地动植物,还破坏了自然生态系统。

大爆炸。腐水会释放一种气体,叫作甲烷。甲烷可以造成巨大的爆炸,还是造成全球变暖的因素之一。

酸雨。甲烷气泡与空气中的氧气接触后有可能着火,并发出怪异的光芒。在过去,人们说这光是"幽灵",也称之为"鬼火"。

重要提示!

永远不要用"会飞的厕所"!这个昵称是指把塑料袋当厕所,人们用塑料袋装排泄物然后将其丢弃。任何人看到这种塑料袋都会很恶心,它对野生动物也很危险,还污染环境。

鬼火

挖坑还是喂猪？

以前的人虽说不知道日常排泄物的危险性，但也不喜欢排泄物的臭味和肮脏凌乱。因此，他们就尝试了一些方法来处理这些生活废物，尽量使自己的生活环境变得清洁和令人舒心。即使远在10000年前的石器时代，猎人们也会在居住地周围专门留出一些角落堆粪。大约公元前1000年，希伯来(Hebrew)牧羊人会在距离帐篷比较合适的位置找私密的地方挖小坑，将自己的排泄物用土填埋。这种办法简单、卫生又整洁。而大约在2000年前的古代中国，农民们想出来一种很聪明的方法，即让猪吃掉他们的排泄物。废物再利用的历史真是非常悠久！

石器时代，野狼以猎人帐篷周围的废物为食。许多年后，野狼逐渐被驯服，它们便是现代家狗的祖先。

一箭双雕。将厕所建在猪舍上，就像中国古代农民那样做一样。这可以使你的猪有免费饲料，你的家人也有更多肉可吃。

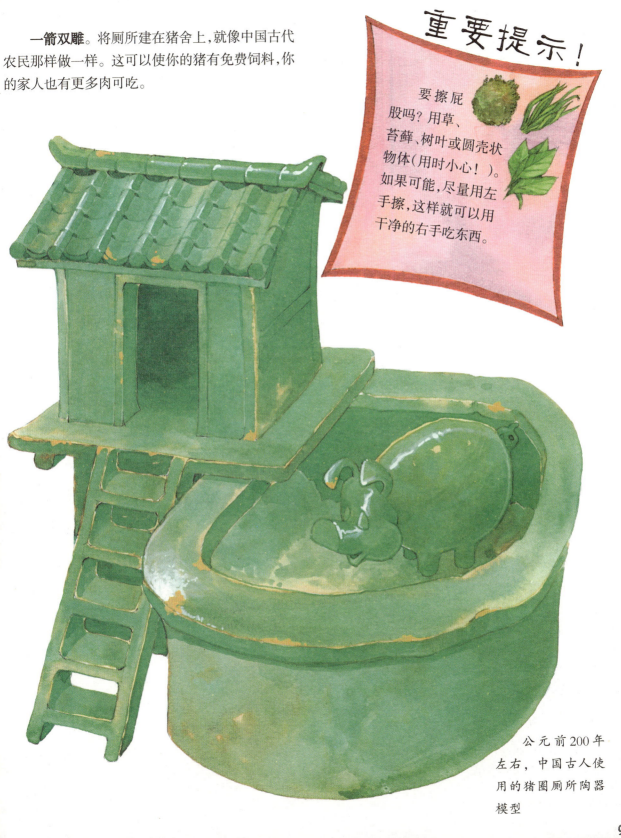

重要提示！

要擦屁股吗？用草、苔藓、树叶或圆壳状物体（用时小心！）。如果可能，尽量用左手擦，这样就可以用干净的右手吃东西。

公元前200年左右，中国古人使用的猪圈厕所陶器模型

9

顺水冲走

在地上挖个洞或是建个猪圈厕所，这对于以前的乡下人不失为一种好办法。可当人们开始大量聚居在城市后，就需要重新想办法了。穷人们一般是在屋里或是街角搁个夜壶，但那些有钱有势的人希望自己家里干干净净且气味宜人。于是，在众多文明社会，包括印度次大陆、古希腊、古罗马及苏格兰北部地区在内，工程师们建造房子时就附设了室内卫生间。最好的设计是卫生间与有水流动的渠道相连，废物随水流冲走。

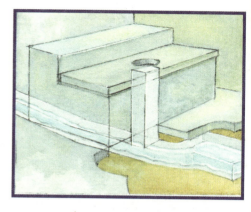

在摩亨朱-达罗市（建于约公元前2600年，位于今天的巴基斯坦），有钱人家建造了石头池子厕所，排泄物由流水冲走。

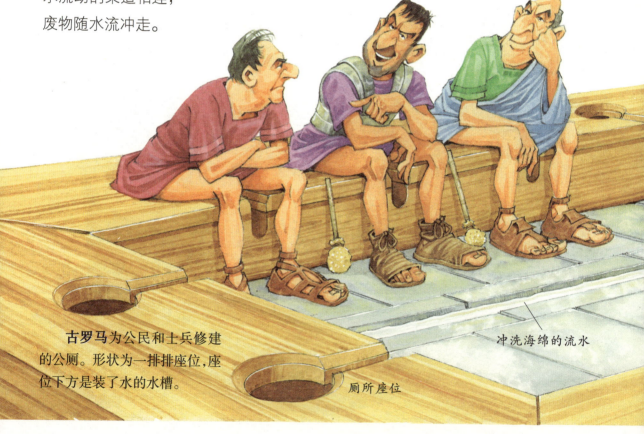

古罗马为公民和士兵修建的公厕。 形状为一排排座位，座位下方是装了水的水槽。

冲洗海绵的流水

厕所座位

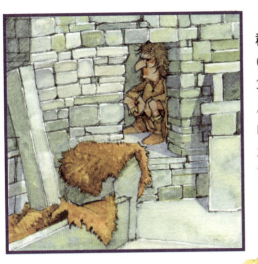

在苏格兰奥克尼群岛的斯卡拉布雷（约建造于公元前3000年），当地村民的房屋附带有石头砌成的"小屋"，下面有排水沟，这样排泄物就可以随水流到屋外。

重要提示！

站着上厕所！不要像罗马人那样坐着。站着或蹲着都可以。在很多地方人们都有蹲着上厕所的习惯，尤其是在非洲和亚洲地区。医生说这样做更有利于肠道健康。

—— 是的，那就是厕所。

你会和他人共用一根棍子上的海绵擦屁股吗？或是用碎陶片擦拭？可它们便是罗马时期的士兵用来做厕纸的东西。有钱的罗马人偏好用鹅毛，痒痒的！

来趟旅行吧。如果能忍受那股臭味儿，你可以顺着马克西姆下水道划船走上一趟。马克西姆下水道大约修造于公元前600年，是罗马时期最为宏伟的下水道。城市建筑物里的废弃物通过它排入河里。下水道空间很大，巡视人员完全可以划船通过。

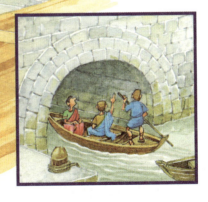

打理夜壶还是清洗粪坑？

假设现在是16世纪，你是英格兰的一个城市贫民，家里的陶土罐夜壶已经装满了，这时候你会怎么办呢？如果你又懒又不讲卫生，也许你会直接将罐内的排泄物倒向窗外，压根儿不为行人考虑。雨水最后是会将那些排泄物冲走，可在那之前，路面已被你弄得又黏又滑，臭气熏天。如果你比较能体谅人，可能会在房子的后院挖个粪坑。但是，粪坑满了后还是需要掏空，那可不是件容易干的活儿。

谁愿做掏粪工？

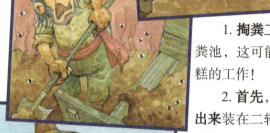

1. **掏粪工**的职责是清空粪池，这可能是世界上最糟糕的工作！

2. **首先**，你得将粪便**铲出来**装在二轮马车上，这相当费劲。

3. **然后**，你要把粪便**拉到乡间去**，这必须在天黑以后进行，因为粪便看着很脏，闻着极臭。

担心踩到脏东西？穿上木套鞋吧。这种鞋可以升高你的鞋子，避免踩到街上的污物。

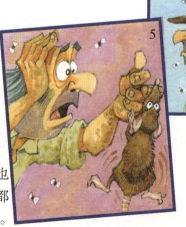

5. **最糟糕的是**，苍蝇会叮你，跳蚤和老鼠也咬你。它们身上带有各种病菌，那些排泄物也是如此。迟早你都会因染上病死去。

4. **你的朋友都无法忍受靠近你。你臭气熏天！浑身湿漉！污秽不堪！**

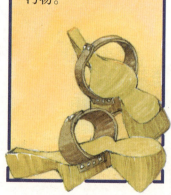

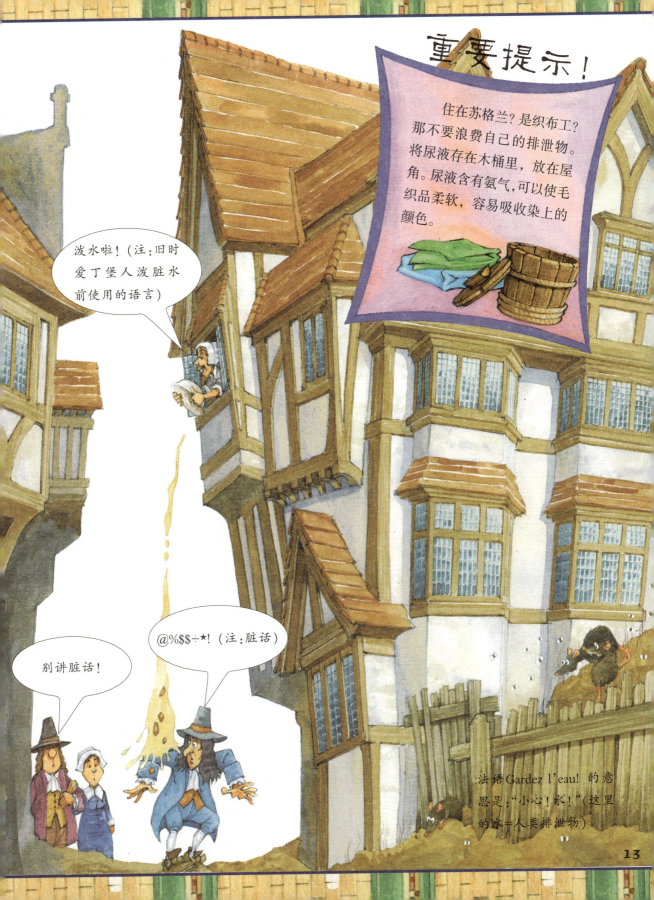

你钟爱隐秘地方吗？

假设你遇到一个来自16世纪的英格兰男孩，他告诉你说要去"舍后"（英语单词为privy，是古时候用来指厕所的词，尤指户外的厕所、茅房，这里权且译为"舍后"），你能明白他是什么意思吗？也许你能猜出来，Privy的意思是"private"（私人的），是对厕所的雅称。同样的，我们常说要去"洗手间"或者"休息室"，实际上我们并不是真的去洗手或者去休息，只是用于代指上厕所。

上厕所是很自然的事，人人都要上厕所。但以前在很多国家（现在也一样），文雅之士都羞于在公共场合下谈论厕所、下水道或者排泄物，他们认为这是粗俗的话题。出于同样缘由，他们也倾向于在私密的地方解决这私人之事，并为之想尽各种办法。

用一块活动的柳木板来**掩盖难堪**吧，维京人就是这么做的（公元800—1100年）。维京人的厕所是在地上挖的洞。如果洞填满了，他们就把这个洞覆盖上，再在附近挖个新的。

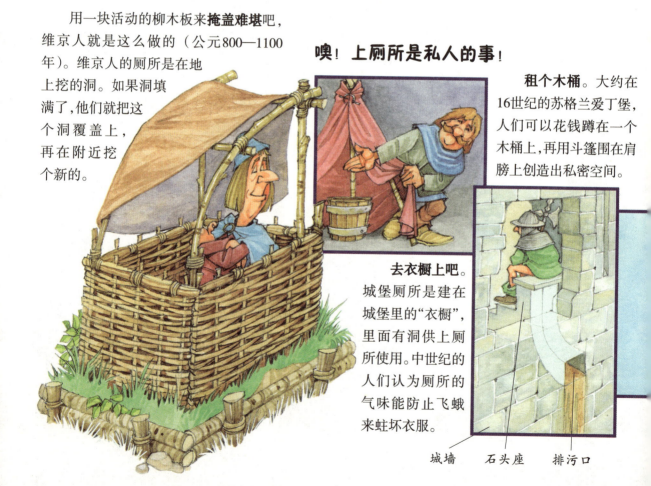

噢！上厕所是私人的事！

租个木桶。大约在16世纪的苏格兰爱丁堡，人们可以花钱蹲在一个木桶上，再用斗篷围在肩膀上创造出私密空间。

去衣橱上吧。城堡厕所是建在城堡里的"衣橱"，里面有洞供上厕所使用。中世纪的人们认为厕所的气味能防止飞蛾来蛀坏衣服。

城墙　　石头座　　排污口

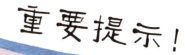

重要提示！

千万别学17世纪的伦敦人！他们把粪坑建在地下室旁边。这样一来，污物很有可能渗透墙和地板，漏到邻居家去。事实上也的确漏过去了。

家里有花园？那就修一个室外厕所吧！在自家粪池上建一个小木屋，室外厕所就修好了。

抓紧了！船上的厕所叫作"heads"，是船体两壁上的洞口，配置了座位以确保隐私性和安全性。记住，可别把脸冲着风的方向。

吃饭时水喝太多了？18世纪，用餐者围绕的餐桌下有一个罐子。

英国国王亨利八世（1509—1547年在位）则选择了室内马桶。这种马桶是用黄金和绸带装饰的天鹅绒箱子，内置一个盛污桶。

体面地坐下。试试坐在"布达罗"上！据说这种便器以一位法国牧师的名字命名，他的布道是出了名的长。

远离视线。维多利亚时期的家庭会把便壶放在卧室干净的小壁橱里，供夜间使用。

骄傲地冲走吧!

古人对水能进行了充分利用。他们建造水车来碾磨粮食，或用来操作重锤。他们甚至还用水钟来计算时间。但在年轻的英国诗人约翰·哈林顿（John Harington，1561—1612）灵光一闪之前，没人想到把水引进室内来冲厕所。哈林顿用引流管将水引入一个储存箱(称为水箱)中，并将马桶固定在下水道上。这是第一个能将排泄物冲走的私有室内厕所。

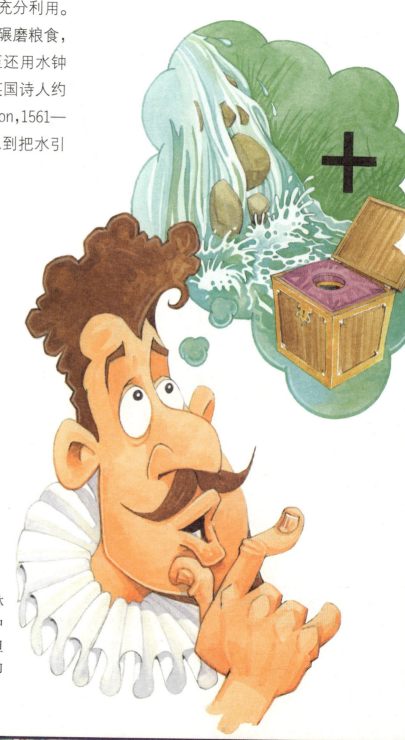

超前了？ 大约在1589年，哈林顿很自豪地首次在他乡村的家中安装了世界上第一个抽水马桶。但在接下来的几乎200年里，人们却忽视了哈林顿的发明。

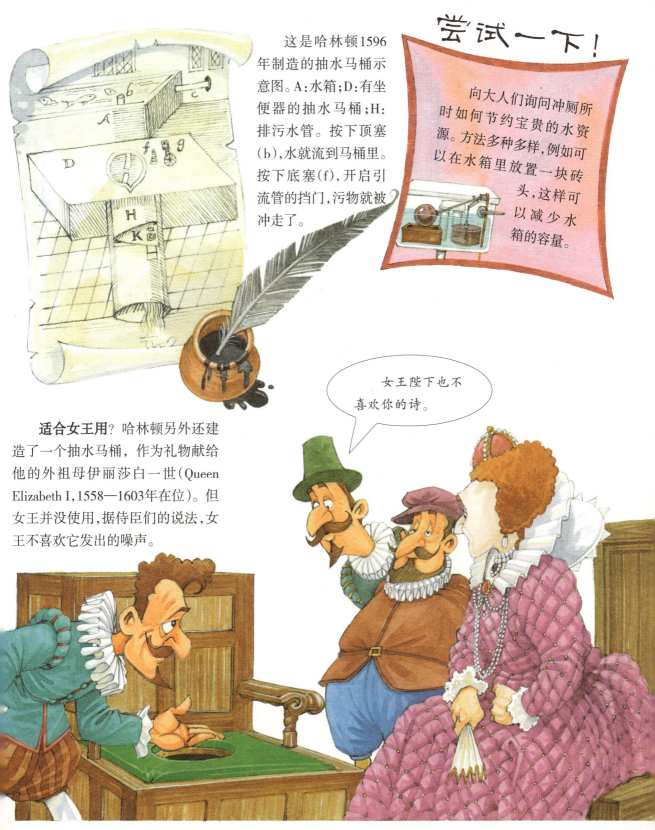

这是哈林顿1596年制造的抽水马桶示意图。A:水箱;D:有坐便器的抽水马桶;H:排污水管。按下顶塞(b),水就流到马桶里。按下底塞(f),开启引流管的挡门,污物就被冲走了。

尝试一下!

向大人们询问冲厕所时如何节约宝贵的水资源。方法多种多样,例如可以在水箱里放置一块砖头,这样可以减少水箱的容量。

适合女王用? 哈林顿另外还建造了一个抽水马桶,作为礼物献给他的外祖母伊丽莎白一世(Queen Elizabeth I,1558—1603年在位)。但女王并没使用,据侍臣们的说法,女王不喜欢它发出的噪声。

女王陛下也不喜欢你的诗。

弯管的进化

大约在18世纪，城镇规模不断扩大，排泄物的处理问题也越来越严重。直到20世纪，一些地方仍在使用老式马桶。同样普遍的还有小型后院厕所，人们仍然用土、灰和沙来掩埋污物。不过，因为致命疾病四处传染，恶心异味弥漫空中，从19世纪50年代开始，各地市政府便严格制定新法规来治理排泄物污染问题。所有新建城市房屋必须装配可用流水的冲水马桶，并且马桶必须与地下排水管道相连以带走排泄物。

排队上厕所！在城市贫困区，多户人家往往公用一个后院厕所。用不了多久，后院厕所就满是秽物，甚至还会溢出来。

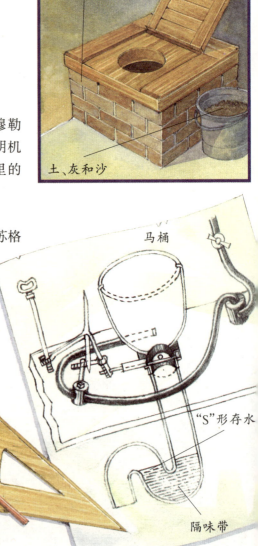

砖箱(需手动清空)

土、灰和沙

泄土法。牧师亨利·穆勒（Henry Moule）在1859年发明机械土厕所（左图），将容器里的干土倒在桶中的排泄物上。

存水弯技术。1775年，苏格兰发明家亚历山大·卡明斯在排水管道上增加了"S"形弯管（右图）。弯管阻挡了从下水道中反涌上来的排泄物异味。

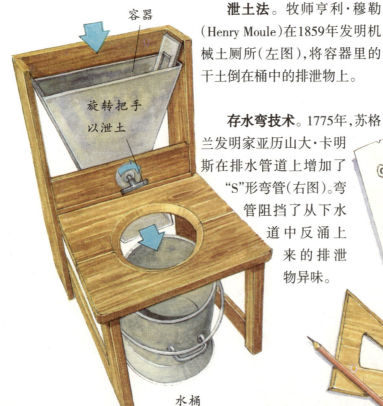

容器

旋转把手以泄土

水桶

马桶

"S"形存水

隔味带

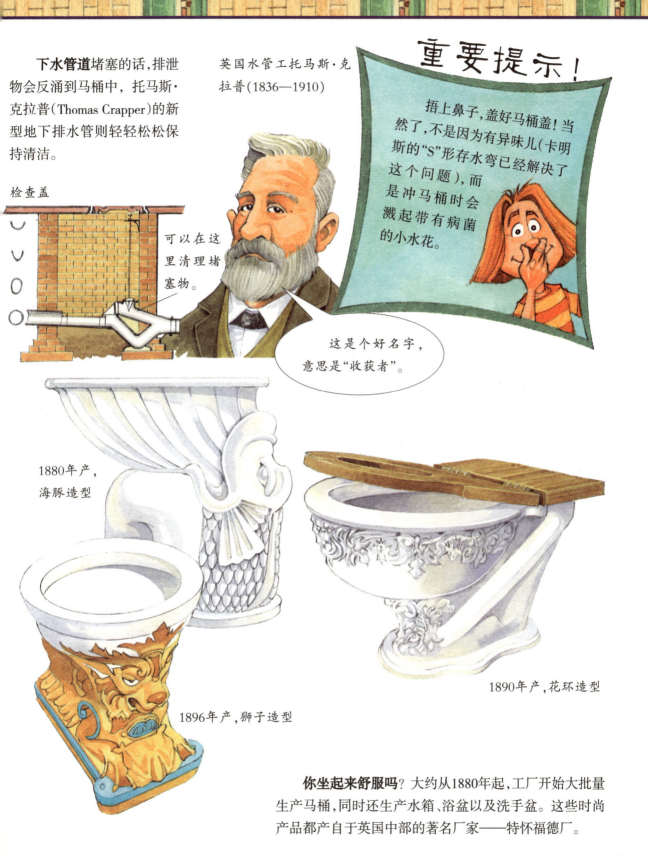

下水管道堵塞的话，排泄物会反涌到马桶中，托马斯·克拉普（Thomas Crapper）的新型地下排水管则轻轻松松保持清洁。

检查盖

可以在这里清理堵塞物。

英国水管工托马斯·克拉普（1836—1910）

重要提示！

捂上鼻子，盖好马桶盖！当然了，不是因为有异味儿（卡明斯的"S"形存水弯已经解决了这个问题），而是冲马桶时会溅起带有病菌的小水花。

这是个好名字，意思是"收获者"。

1880年产，海豚造型

1896年产，狮子造型

1890年产，花环造型

你坐起来舒服吗？ 大约从1880年起，工厂开始大批量生产马桶，同时还生产水箱、浴盆以及洗手盆。这些时尚产品都产自于英国中部的著名厂家——特怀福德厂。

坐得舒适

除了新修下水道以外，政府还筹划了新的安全供水系统。大约从1850年起，大型地下输水管道（称为自来水总管道）为千家万户的厨房和厕所提供干净卫生的自来水。一位名叫托马斯·克拉普的专业水管工发明了一种新型"虹吸式"水箱，这样从输水管里流出的水就不会被浪费。这种水箱一次蓄满的水不多，刚够把污物冲入下水道。完成冲水后，由浮球控制的阀门起调节作用，让自来水重新注满水箱，另外也阻断水箱里的水回流到总管道里。

我们仍旧使用虹吸式马桶。想知道它如何工作的，就请翻到目录之前看看那张图表吧。

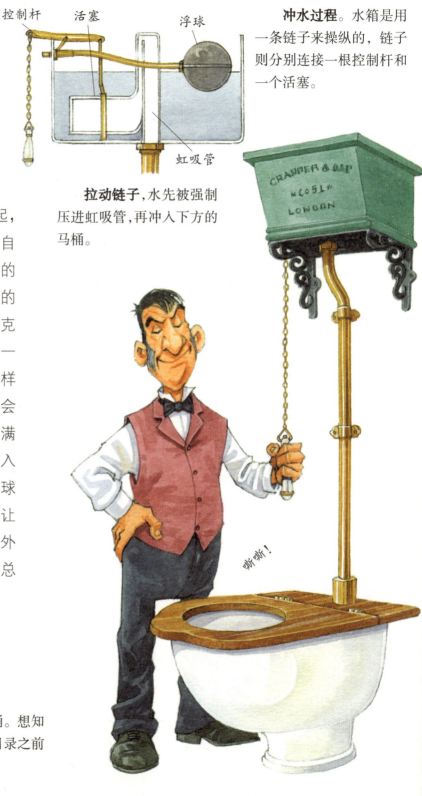

控制杆　活塞　浮球

虹吸管

冲水过程。水箱是用一条链子来操纵的，链子则分别连接一根控制杆和一个活塞。

拉动链子，水先被强制压进虹吸管，再冲入下方的马桶。

CRAPPER & COSL LONDON

嘶嘶！

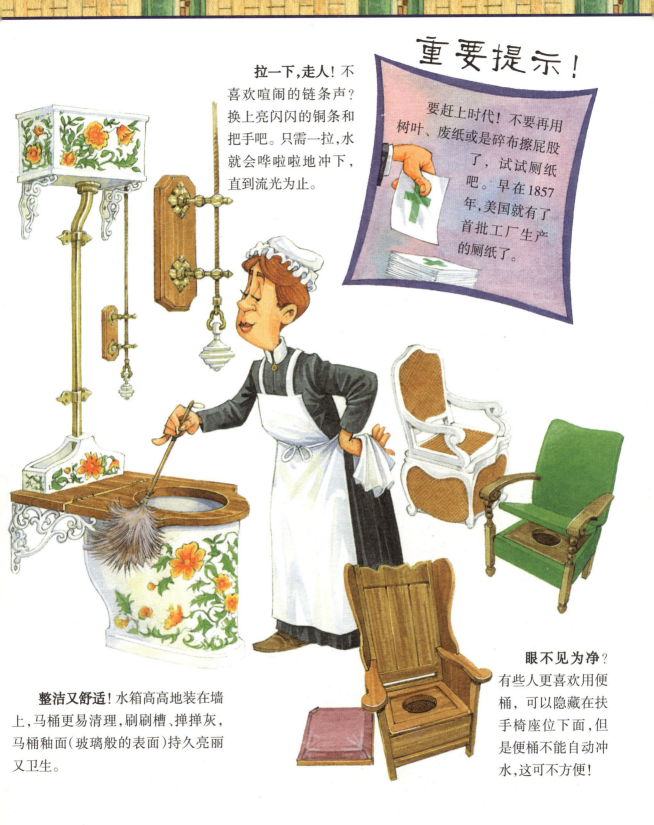

拉一下，走人！ 不喜欢喧闹的链条声？换上亮闪闪的铜条和把手吧。只需一拉，水就会哗啦啦地冲下，直到流光为止。

重要提示！

要赶上时代！不要再用树叶、废纸或是碎布擦屁股了，试试厕纸吧。早在1857年，美国就有了首批工厂生产的厕纸了。

整洁又舒适！ 水箱高高地装在墙上，马桶更易清理，刷刷槽、掸掸灰，马桶釉面（玻璃般的表面）持久亮丽又卫生。

眼不见为净？ 有些人更喜欢用便桶，可以隐藏在扶手椅座位下面，但是便桶不能自动冲水，这可不方便！

花一便士

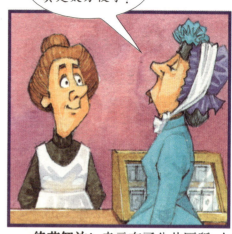

到19世纪初,大多数"文明"人终于不把大街当厕所了。尽管人们可以去那些附有厕所的酒吧解决内急问题,但除此之外,便很难找到合适的场所了。幸运的是,在1834年,法国的工程师们发明了仅供男士小便用的第一代公共厕所(公共小便池)。不久,为女士设计的第一代公共厕所也诞生了。这些公共厕所被礼貌地称为"等候室"或"便利室",它们被修建在各种各样的地方,如街边、火车站、百货商场,等等。

终获解放! 幸亏有了公共厕所,女人们才可以整天外出参加活动,例如逛街、工作、旅行、学习、参与政治活动,等等。公共厕所还没发明出来前,她们根本不敢离开家太长时间。

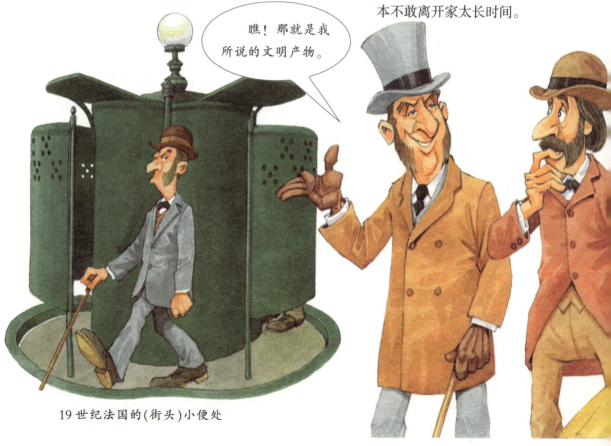

19世纪法国的(街头)小便处

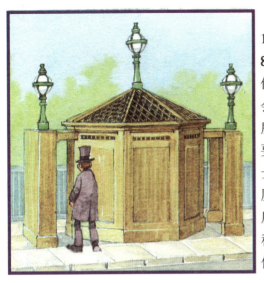

据统计,在1851年,有**大约87万人**使用过伦敦大英博览会旁的公共厕所。当时人们需要支付一个便士才能使用该厕所,因而上厕所也被人们称为"花一便士"!

真空马桶工作原理

你有过乘坐火车、轮船或飞机旅行的经历吗?注意观察这些交通工具里面的旅行式真空马桶!这种马桶的动力系统能制造一种真空效应,从而将人们的粪便从马桶底部呼啦啦全部吸走!这些粪便会顺着管道流到一个大的储便池,便池能安全储存粪便,以便后期清理。此外,真空马桶的优点还在于它能节约用水。

那我们这些女士怎么办?

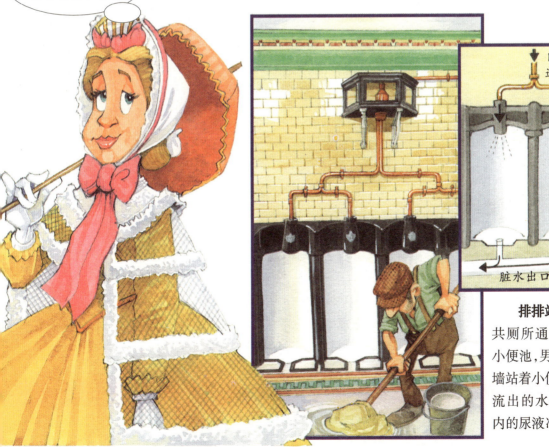

自来水进水口

脏水出口

排排站。男士公共厕所通常有一排小便池,男士们面对墙站着小便。管道中流出的水会将便池内的尿液冲走。

未来的厕所是什么样子？

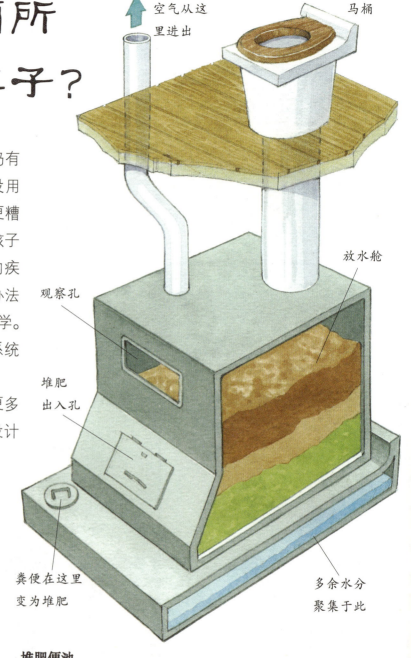

空气从这里进出

马桶

放水舱

观察孔

堆肥出入孔

粪便在这里变为堆肥

多余水分聚集于此

直到今天，世界上仍有三分之一的人还没用上厕所，这的确令人震惊。更糟糕的是，每隔20秒，便有一个孩子死于由污水和污染物引起的疾病。如果没有厕所，女人没办法外出工作，女孩子也不能去上学。此外，设计糟糕的污水处理系统还会污染环境。

所以说，这个世界需要更多的厕所，还需要更好的厕所设计技术。自20世纪中期起，工程师们就开始不断发明和尝试一些新的设计，从简单的堆肥便池到使用无线技术的高科技厕所。如果有多种选择，你认为哪一种厕所最适合你，哪一种更适合社会？你愿意动手设计属于你自己的厕所吗？

堆肥便池
·粪便落在泥沼、泥煤或锯屑上。
·细菌参与分解，使之变成卫生的堆肥。
·空气进入粪便中，帮助细菌分解。
·堆肥需要摇动或翻搅，这可是个脏活儿！
·多余水分在生化池底部聚集，臭气冲天！

2001年，联合国将每年的11月19日定为"世界厕所日"。为什么这么做？这是为了让人们即刻行动起来，让每一个国家、每一个人都用上洁净的水，用上干净的厕所，为了实现这一梦想而努力。

我们等不及了！

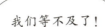

尝试一下！

你愿意过没有厕所的生活吗？不愿意？那么，你也许想为社会做点什么。现在世界上有一些慈善组织正致力于向贫困地区提供干净的饮水、厕所和下水道设施。你可以向这些慈善组织奉献你的爱心。

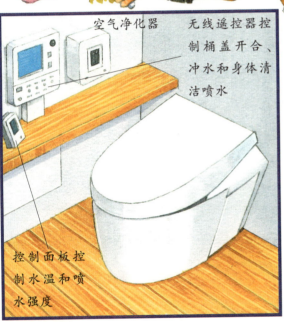

空气净化器

无线遥控器控制桶盖开合、冲水和身体清洁喷水

控制面板控制水温和喷水强度

高科技厕所

1980年，世界上第一款高科技厕所出现在日本，到现在已有了诸多改进。

功能包括：

· 电力驱动、无线遥控、自动冲水
· 电暖座圈、电动按摩、空气净化
· 免用厕纸、喷水清洁、电热风干
· 记录使用者排便量、体重、血压

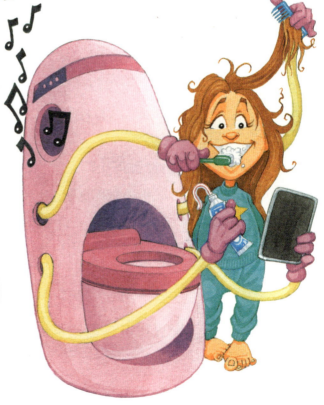

目前，有些厕所已经开始提供很好的服务，使用者如厕之际既可闻到芬芳的香味，还可欣赏舒缓的音乐。在你想象中，未来理想的厕所还会为你做些什么呢？

术语表

Ammonia　**氨气**　一种有刺激性气味的无色气体（氧气和氢气的混合物）。与水混合后，常用于保洁。

Bacteria　**细菌**　一种微生物体，肉眼难以识别，对人类或有益，或有害，或有危险。

Ball-value（ballcock）　**粪坑**　地面上挖的坑，用以储存污物。

Cesspit（cesspool）　**夜壶**　用作便池的盆，一般放置于卧室或其他房间，又称便壶。

Cholera　**霍乱**　一种急性腹泻疾病，常由污水中的细菌引起，病发高峰期在夏季。

Cistern　**水箱**　厕所的一部分——用以蓄水的箱。

Close-stool　**便桶**　安置在箱子里或板凳下，用作便池的器具。

Commode　**座椅式便桶**　安置在座椅下，用作便池的器具。

Compost　**堆肥**　植物腐烂后的残留物以及其他废物。经细菌分解后，剩下的部分用作花园植被的肥料。

Compost toilet（composting toilet）　**堆肥式厕所**　一种无水厕所。污水和污物被泥炭和锯末吸收，再经细菌分解后形成堆肥。

Ecosystem　**生态系统**　自然界的一定空间内，生物与环境构成的统一整体，各组成部分之间相互依存。

Epidemic　**流行病**　可以感染众多人口的传染病，会在较短时间内广泛蔓延。

Faeces　**粪便**　人类和其他动物排出的固体废物。

Garderobe（wardrobe）　**衣橱**　存放衣物的房间或储藏柜；在中世纪时，它有时还含有厕所。

Glaze　**釉**　瓷器表面坚硬、闪亮的玻璃质薄层。

Gong farmer　掏粪工　清理粪坑并搬运秽物的工人。

Hygienic　卫生的　清洁的、健康的。

Miasmas　恶臭的瘴气味　过去人们认为这些气味能致病。

Midden　垃圾堆　废物或垃圾累积形成的堆。

Pattens　木套鞋　一种易于穿脱的木制厚底鞋，用于保持双脚清洁和干爽。

Pigsty　猪圈　用于养猪的带棚小院儿或围栏。

Pissoir　小便池　法国设计的公共男厕，厕内屏风后面固定有小便池。

Polluted　污染　外来物质或能量导致生物体或环境产生不良效应的现象。

Sewage　污物　厕所里的废物，包括废水、尿液和粪便。

Sewer　下水道　排除污水和雨水的大型管道。

Siphon　虹吸管　一种倒"U"形管道。液体从一端流出，管外的气压迫使液体顺着管道流动，甚至也能向上流动。

Trap　存水弯　存有一定水的管道，阻止异味从下水道窜入厕所内。

Urinal　小便池　仅供男性排尿的小型厕所。

Urine　小便　人和动物排出的液体废物。

Water main　总水管　输送洁净地下水的大型管道。

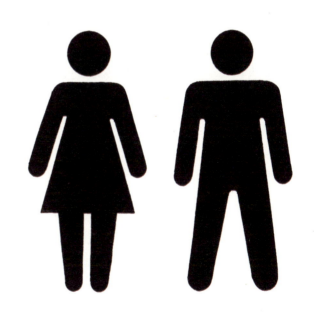

漫话厕所

在许多文化中，在公共场合谈论厕所仍是不礼貌的行为。如果确实需要如厕，而且需要向他人询问厕所的位置时，你应该如何表达呢？过去，人们对厕所就有多种不同的叫法，现在亦是如此。其中一些叫法简单明了，还有一些却带有神秘的色彩。下面列举了一些旧时和现代的表达。带"*"的是礼貌表达。其他的一些表达在使用时就要多多注意了。

backhouse（"后屋"，英格兰，加拿大，1600年）

*bathroom（"洗手间"，全球通用）

bog（"户外厕所"，英国，俚语）

cloakroom（"盥洗室"，英国，19—20世纪）

*comfort stop（美国）

convenience（"方便场所"，婉转语词，英国，19世纪）

dunny（澳大利亚，俚语）

garderobe（"私室"，中世纪的欧洲）

*gents/gentlemen（"男厕所"，英国，19世纪）

*hammam（= bathroom，"卫生间"，阿拉伯）

heads（船上的厕所）

house of office（英格兰，17世纪）

john（美国）

khazi（英国部队用语，俚语）

*ladies' room（英国和美国）或 ladies（英国）（"女厕所"）

latrine（部队里的称呼，尤指营地厕所）

lavatory or lav（源于中世纪的拉丁语，与washroom同义）

little house（"小屋"，英国）

loo（"厕所"，口语，英国，20世纪）

men's room（"男厕所"，美国）

necessary house（英格兰和美国，16世纪）

outhouse（"户外厕所"，美国，18—20世纪）

*place of convenience（日本）

place of easement（英格兰，17世纪）

powder room（"女盥洗室"，美国和日本）

privy（英国、加拿大，1400—1900年）

restroom, retiring room（"公共厕所"，源于英国，19—20世纪）

*sanitation facility（政府官员用语，全球通用）

smallest room（英国）

thatched cottage（"茅厕"，中国农村方言）

throne（英国，俚语）

thunderbox（印度、澳大利亚，俚语）

*toilet（"卫生间"，法语，现全球通用）

*water closet 或 WC（源于英语，现全球通用）

几大厕所传统

● 在非洲和亚洲的许多地区，西式的坐式厕所无人问津，而传统的蹲式厕所却备受青睐。许多人喜欢从桶里或喷头里取水清洁，而不是用纸巾擦拭。

● 在传统的日本家庭中，家人和客人要换上专门备置的拖鞋才能进入厕所，这样做是为了避免将细菌和污秽带到其他房间。

● 船上的厕所被称为"heads"，这是因为它们通常位于船头位置。在航行过程中，海浪拍打到船头的厕所，清理掉里面的排泄物。

● 马来西亚的泰东族人有这样一种传统：新婚夫妇在婚礼后72小时内不得如厕，据说这样能带来好运。

● 在韩国，乔迁新居的人会收到卫生纸。卫生纸很实用，这一点毫无疑问，但同时也蕴含了美好的祝福，祝愿这一家人的新居生活美满幸福。

● 根据穆斯林的传统，进入厕所时，要先迈左脚；离开厕所时，应先迈右脚。

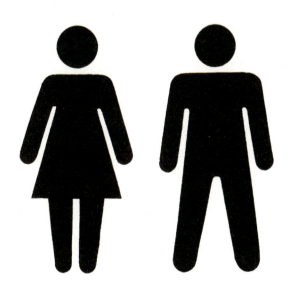

你知道吗？

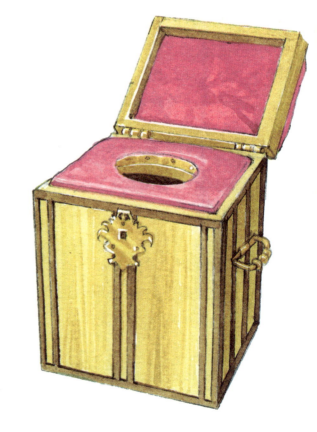

● 1860年前后，英国水管工托马斯·克拉普发明了配有强力弹簧的马桶座圈。用户可以将它拉下坐在上面，待起身后座圈会自动弹回到直立状态（速度相当快）。后来，这种座圈给一些用户造成了不必要的伤害，于是这一产品便被叫停。

● 冲厕所时，细菌溅到空气中，可以传播6英尺（合1.8米），并能够保持活跃长达两小时之久。

● 卫生纸首次上市销售时，许多女性感到十分尴尬，不愿提及此物的名字，而是一度称它为"卷纸"（一种用来打造奇特发型的纸）。不过店员们完全能理解她们的意思。

● 在德克萨斯州的圣安东尼奥市有一家博物馆，专门展出装饰各异的马桶座圈。

● 1930年，一家生产洁厕刷的公司发明了人造圣诞树。不仅是颜色，树枝也与洁厕刷看上去极其相似，均是用同一种方法生产出来的。

● 在日本，有一则都市神话，讲述了一个名为"花子"的厕所女鬼。她时常穿梭于学校的厕所，将门敲得砰砰响，惊吓那些敢大胆进入厕所的人。

致 谢

"身边的科学真好玩"系列丛书,在制作阶段幸得众多小朋友和家长的集思广益,获得了受广大读者欢迎的名字。在此,特别感谢田梓煜、李一沁、樊沛辰、王一童、陈伯睿、陈筱菲、张睿妍、张启轩、陶春晓、梁煜、刘香橙、范昱、张怡添、谢欣珊、王子腾、蒋子涵、李青蔚、曹鹤瑶、柴竹玥等小朋友。

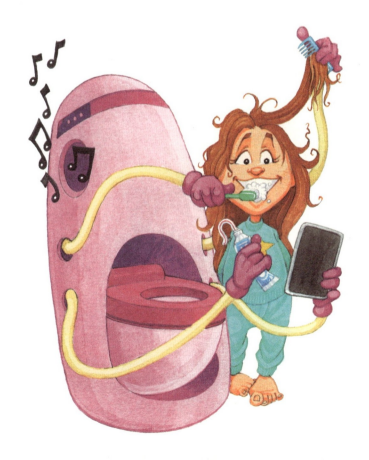

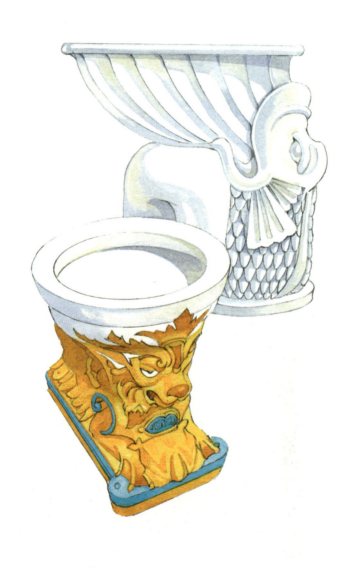